AF260059

LA MÉDECINE

ET

LES MÉTHODES PASTORIENNES

PAR

Abel BUGUET

Ancien élève de l'Ecole normale supérieure

Professeur au Lycée

à l'Ecole des Sciences, à l'Ecole de Médecine de Rouen

DISCOURS DE RENTRÉE

DES ÉCOLES D'ENSEIGNEMENT SUPÉRIEUR

(le 8 novembre 1894)

ROUEN

IMPRIMERIE JULIEN LECERF

1894

Monsieur le Recteur,

Messieurs,

L'année scolaire, que nous ouvrons aujourd'hui, est appelée à resserrer encore les liens puissants qui unissent nos deux Ecoles d'enseignement supérieur : l'Ecole de Médecine, l'Ecole des Sciences et des Lettres de Rouen.

Aux relations administratives, aux profondes sympathies personnelles, vient s'ajouter une collaboration effective.

Une voix plus autorisée vous disait ici, l'an dernier, avec toute son expérience personnelle, combien les sciences dites *accessoires* sont nécessaires, non-seulement au progrès de la science médicale mais aussi à la pratique courante.

L'importante réforme des études médicales, dont l'application a pour notre cité les heureuses conséquences que vous savez, est-elle, comme l'on pourrait croire, imposée par un besoin nouveau d'alliance étroite de la médecine avec les sciences appelées à lui apporter un secours inattendu ? Il faudrait, pour s'en faire une telle idée, négliger l'histoire entière de la médecine.

Au moyen-âge, comme dans l'antiquité, la médecine n'avait pas une place à part dans le domaine des connaissances humaines. Le guérisseur n'était autre que le savant, à la fois mathématicien, physicien, chimiste, naturaliste, philosophe en un mot; possédant toutes les sciences ou plutôt toute la science. En ces temps où l'on savait peu, le philosophe savait tout. Il apportait à l'étude et au traitement des maladies ses connaissances encyclopédiques et réalisait spontanément cette alliance de toutes les sciences que nous poursuivons aujourd'hui en réclamant le concours de tous les spécialistes.

Si le procédé est nouveau, c'est que la science s'est étendue plus vite que la capacité intellectuelle de l'homme. Chacun a dû borner son horizon et se cantonner dans une spécialité. Ainsi ont divergé bientôt, et de plus en plus, des branches distinctes de la science, qualifiées sciences particulières, trop souvent étrangères les unes aux autres. Le médecin attaché à l'anatomie, à la physiologie, paraissant seules en rapport avec ses besoins, est demeuré trop longtemps indifférent aux progrès qui s'accomplissaient à côté.

Il fallut la révolution produite par la chimie biologique dans le diagnostic et la thérapeutique des maladies infectieuses pour lui imposer les excursions salutaires qu'il fait si volontiers aujourd'hui dans le domaine des sciences naturelles.

Celles-ci ont été, de tous temps, enseignées dans les Ecoles de Médecine, mais trop près des études spéciales pour que l'étudiant eût l'esprit assez libre ; les rudiments qu'il fallait reprendre semblaient trop étrangers à la médecine elle-même. Dans le nouveau régime, les sciences accessoires auront encore une place au cours des études médicales ; mais l'étudiant aura acquis antérieurement les notions générales et s'intéressera à coup sûr aux applications immédiates dont il sentira tout le prix.

Pour lui donner, avant l'amphithéâtre et l'hôpital, le bagage indispensable de science générale, il fallait une préparation spéciale dont est chargée l'Ecole des Sciences. Il y prendra en un an ce qu'il lui faut de physique, chimie, histoire naturelle, et d'autant plus volontiers qu'il verra dans cette première étape le seul chemin qui mène à l'Ecole de Médecine.

J'ajoute qu'il n'y verra pas seulement une désagréable nécessité. L'étudiant se rappellera que Lavoisier a découvert la source de la chaleur animale ; que Guerhardt, Laurent et Dumas ont créé la chimie organique ; que M. Berthelot a presque donné la vie à la matière inerte dans ses admirables synthèses des matériaux même des organismes les plus élevés ; que M. Pasteur, d'un trait de génie, a bouleversé toutes nos idées sur la vie normale et la maladie, ouvrant des horizons infinis à la médecine de l'avenir.

Si l'étranger s'est jeté à corps perdu dans ces champs d'or de la science française, nos générations nouvelles, élevées à la dure école, ne reculeront pas devant la lutte pacifique pour l'intégrité du territoire intellectuel.

La médecine est l'art d'appliquer à l'étude et au traitement des maladies l'ensemble des connaissances humaines qui lui apportent, tour à tour, un concours précieux, nécessaire.

Je n'insisterai pas sur les ressources de chaque science qui s'étend tous les jours en applications importantes, formant bientôt des branches nouvelles au tronc séculaire. L'anatomie et la physiologie humaines, la physique et la chimie biologiques, l'histoire naturelle des êtres microscopiques sous le nom de bactériologie, sont devenues des entités bien définies, dignes chacune de toute l'énergie d'une élite de savants. Le temps me manquerait pour signaler seulement les états de services de chacune dans la guerre déclarée à la maladie. Une rapide excursion sur une terre nouvellement conquise, et déjà fructueusement exploitée, nous les montrera toutes en merveilleuse activité.

Les admirables découvertes de M. Pasteur qui, après un demi-siècle, font encore l'étonnement et deviennent l'espoir de l'humanité, sont sorties de son grand travail sur l'acide tartrique, où toutes les sciences rivalisent d'ardeur à la découverte des fantaisies de la lumière polarisée. C'est ce même concours de sciences variées qui dissipera les ténèbres dont s'enveloppaient alors les maladies du ver à soie, de la bière, du vin, du vinaigre.

Dans une série de travaux, immortels tant ils sont complets, il découvre les organismes microscopiques dont la vie est solidaire de ces manifestations variées. Pas de *fermentation* sans ces microbes, apportés le plus souvent par l'air qui les a pris en des foyers de fermentation identique.

Comme toute théorie nouvelle, bouleversant des habitudes invétérées, la découverte souleva instantanément un torrent de contradictions.

La lutte pour les idées a ses armées, ses chefs, ses héros, ses champs de bataille, comme aussi ses vicissitudes. Les assises savantes d'alors retentirent d'éclatantes batailles oratoires où les fortunes allaient parfois au gré des vents.

Parmi les plus ardents et autorisés de ces vaillants tournois, l'un des plus écoutés fut Félix Pouchet, le savant Rouennais justement vénéré qui, pour n'avoir pas toujours combattu du côté où devait rester la victoire, n'a pas moins large et belle place dans l'histoire de ces mémorables controverses. Il avait légué ses idées à son fils Georges Pouchet, dont vous avez vu la jeunesse laborieuse et pleuré la perte prématurée, lorsqu'il était encore en pleine possession de cette puissante activité de robuste Normand, qui l'a mêlé aux plus importants travaux de notre temps. Qu'il me soit permis de donner un pieux témoignage de gratitude et d'affection à celui qui fut mon maître et pour nous tous l'ami passionné que l'on ne saurait oublier.

Durant de longues années, sous le nom de chimie biologique, la découverte de M. Pasteur fructifia au laboratoire, faisant de nombreuses et importantes excursions dans l'industrie, où elle donna un puissant essor à la brasserie, à la vinaigrerie, à l'industrie des vins.

Nouvelle révélation dans l'application à l'art vétérinaire où les travaux sur le charbon, la ladrerie du porc, le choléra des poules, etc., eurent bientôt rassuré l'agriculture menacée de ruine par les plus terribles fléaux.

La médecine ne tarda pas à juger du rôle des microbes dans les phénomènes d'infection contre lesquels le chirurgien luttait impuissant. Les pansements antiseptiques sortirent de l'incursion de la chimie biologique en ces champs d'expérience où elle apportait une étonnante fécondité.

Peu à peu, de nouveaux microbes apparaissent qui sont l'origine plus ou moins immédiate de la plupart des maladies. Par de véritables fermentations, ils s'attaquent à l'organisme et, patiemment, triomphent de ses résistances. On s'étonne de la puissance de ces infiniment petits et la grandeur de leurs effets a soulevé bien des scepticismes. Telle infime cellule qui n'a que quelques millièmes de millimètre, qui se multiplie par simple division en deux parties, ne mériterait sans doute pas de retenir notre attention si elle proliférait aussi lentement que les êtres plus connus ; mais voyons-la à l'œuvre. En une heure elle est devenue double ; elle est remplacée par quatre cellules après deux heures. Livrez-vous au petit calcul nécessaire et vous verrez qu'en 48 heures la foule des descendants atteint le chiffre respectable de 300 milliards. Le nombre fait la force de cette souris enfantant une montagne.

Connus, voire classés, les microbes ne seront vaincus que le jour où M. Pasteur encore, aura institué la tactique devant laquelle ils n'auront plus qu'à battre en retraite.

Certains microbes, dits *aerobies*, ont besoin, pour vivre, de l'oxygène de l'air ; d'autres, les *anaerobies*, s'en passent volontiers et parfois sont tués à son contact.

Le vin, qui devient aigre, porte à sa surface une mince pellicule formée d'un ferment spécial : le *micoderme du vinaigre* qui oxyde l'alcool aux dépens de l'oxygène de l'air, le transforme intégralement en vinaigre et vit lui-même de cette réaction. L'ensemble, alcool et oxygène, possède plus d'*énergie potentielle* que le vinaigre. La différence est transformée par le microbe en chaleur, électricité, énergie chimique. Il emploie cette dernière à réaliser, avec les matériaux qu'il a à sa portée, la synthèse de sa propre substance, prospérant ainsi et se multipliant à l'infini.

Au contraire, le ferment *butyrique* qui apparaît dans le lait dès que tout l'oxygène en a disparu, utilisant la chaleur ambiante à transformer l'acide lactique en acide butyrique, est essentiellement anaérobie. La moindre trace d'oxygène suffit pour arrêter son activité, tandis que l'absence de ce gaz réduit à l'impuissance le ferment du vin piqué.

C'est par des modifications apportées convenablement aux milieux d'activité microbienne que se sont développées les méthodes de combat atteignant parfois à coup sûr l'ennemi dont les besoins avaient été bien déterminés.

Mais la chimie devait faire connaissance avec des ferments d'un nouveau genre. A côté des réactions dues à ces microbes, à ces *ferments figurés*, comme on les appelle, espèces parfaitement définies, ayant rang dans l'échelle des êtres, il est des fermentations provoquées par des substances où l'on n'a pu trouver trace d'organisation. Ces agents nouveaux ont reçu le nom de *ferments solubles*. Par leur composition, leurs propriétés physiques et chimiques, ils se rapprochent des substances *albuminoïdes* les mieux définies, comme le blanc d'œuf; ils s'en distinguent par leurs réactions physiologiques toutes spéciales.

Le ferment figuré de la *levure de bière* ensemencé dans un liquide chargé de sucre ordinaire sécrète abondamment un ferment soluble appelé *intervertine* qui provoque l'hydratation du sucre ordinaire et son dédoublement en *glucose* et *lœvulose*. La levure figurée s'empare aussitôt de ces produits, et les transforme en alcool et gaz carbonique, derniers termes de la fermentation qui donne le vin.

Nous retrouverons ces deux types de fermentations dans les organismes les plus élevés lorsque nous nous serons rendu compte de leur constitution.

Les naturalistes de notre siècle, armés de puissants microscopes, ont découvert tout un monde d'organismes inférieurs qui sont, comme les microbes, à la limite du règne animal et du règne végétal. On y voit, pour ainsi dire, apparaître la vie dans sa forme la plus rudimentaire.

La cellule unique qui forme ces espèces remplit à la fois toutes les fonctions. On y découvre, dans un milieu albuminoïde appelé *protoplasma*, des granulations qui semblent présider aux divers actes de la vie.

Lorsqu'on s'élève graduellement aux organismes plus complexes, on assiste à la multiplication des cellules entre lesquelles s'effectue la division du travail réparti primitivement entre les granules d'un même protoplasma. L'être ainsi enrichi d'innombrables cellules différenciées devient un vaste phalanstère où les rêves de Fourier sont rigoureusement réalisés. Les *colonies animales* rencontrées dans certaines classes et analysées par M. Edmond Perrier apparaissent comme la première ébauche des organismes supérieurs.

Dans les cellules vivantes, isolées ou groupées, nous retrouvons l'activité des ferments figurés ainsi que les hydratations et dédoublements produits par les ferments solubles; si bien que l'on a pu assimiler les organismes supérieurs à de vastes usines dont les ouvriers seraient ces deux sortes de ferments.

Les animaux trouvent dans les tissus des végétaux et des autres animaux des corps complexes analogues à ceux qui composent leur propre substance; mais ils ne peuvent les y faire entrer qu'après leur avoir fait subir des transformations nombreuses et profondes. La chair du bœuf, qui a la même composition chimique que la nôtre, ne saurait passer directement dans nos muscles. Introduite dans l'appareil digestif, elle y subit des modifications dues aux ferments solubles sécrétés par des glandes spéciales. Chaque cellule de ces glandes fournit ces ferments solubles comme la levure de bière donne l'intervertine.

Essentiellement complexe et instable, la matière albuminoïde subit là, puis dans les vaisseaux où elle passe et dans les cellules où elle se distribue, une série d'hydratations et dédoublements ainsi que de nouvelles synthèses qui l'amènent enfin à la forme sous laquelle elle prend place dans l'édifice.

Après cette assimilation viendra bientôt la désassimilation. Élimination de l'azote sous forme d'urée et d'amides divers, de l'hydrogène sous forme d'eau et du carbone sous forme d'acide carbonique.

La respiration fournit au sang l'oxygène nécessaire aux fermentations aérobies qui, par combustion du carbone et de l'hydrogène, produiront la chaleur animale. La plupart des fermentations qui siègent dans les cellules, au sein même du protoplasma, seront au contraire anaérobies.

Produits des cellules vivantes, produits de fermentation des matières albuminoïdes abondent dans l'organisme sain, malade ou mort, sous les noms généraux de *peptones, leucomaïnes, ptomaïnes,* etc...

Tandis que les leucomaïnes proviennent de la désassimilation, par fermentations anaérobies, et les ptomaïnes de fermentations cadavériques dues à des bactéries étrangères à l'organisme, on range parmi les peptones les premières modifications dans l'organisme des matières albuminoïdes.

Parmi ces produits prennent placé ceux qu'on a appelés *toxalbumines* ou toxines, engendrées par nos cellules ou sécrétées par des microbes envahisseurs. Dans la plupart des maladies infectieuses, les microbes agiraient par les toxines qu'ils produisent, terribles poisons sous forme de ferments solubles.

M. Pasteur a donné des méthodes générales permettant d'atténuer la virulence des microbes par des agents physiques comme la chaleur ou par culture en des milieux artificiels ou vivants.

Les produits, atténués au degré nécessaire, arrivent à être inoffensifs; voire à défendre l'organisme contre les effets du poison le plus virulent, soit par administration préventive ou *vaccination*, soit en intervenant après infection.

Après nombre d'applications de la méthode à l'art vétérinaire, notamment à la vaccination charbonneuse, M. Pasteur s'est attaqué au mal le plus redouté de l'homme, à la rage. Les résultats immédiats ont transporté d'admiration le monde entier, et l'*Institut Pasteur* fut le digne prix du don le plus précieux qui eût été fait à l'humanité.

Depuis, nombre de maladies ont cédé devant la méthode pastorienne; mais aucune de ces cures merveilleuses ne devait reproduire l'émotion première aussi sûrement que la dernière venue. De toutes parts renaît l'enthousiasme qui salua la guérison de la rage;

les souscriptions affluent pour organiser la victoire contre le microbe de la *diphtérie*.

Grâce au ciel, la sécurité peut s'asseoir aux foyers de notre région si cruellement éprouvée par le fléau.

L'Ecole de Médecine de Rouen avait prévu la nécessité prochaine d'un laboratoire de bactériologie, et de leur propre initiative les professeurs l'avaient installé. Aux mains éclairées et dévouées que vous savez, l'institution prospérait si bien qu'elle put organiser le traitement nouveau dès qu'il fut signalé.

L'atténuation du poison diphtérique s'obtient par inoculation à un cheval, à dose inoffensive d'abord et graduellement croissante, de la toxine spéciale. L'animal, comme Mithridate, semble s'accoutumer au poison ; il fait mieux encore : les cellules de l'organisme, puissamment armées, en cette lutte pour l'existence, sécrètent, sur cette provocation, un contre-poison efficace, une *antitoxine* qui aura bientôt raison de la toxine diphtérique.

Le cheval devenu *réfractaire*, plus généreux que son précurseur de l'histoire grecque, distribuera la même immunité aux petits êtres agonisants. Il donne son sang précieux dont le *sérum*, riche d'antitoxine, sera injecté sous la peau du malade.

Dès la première injection, « *l'on ne voit presque plus dans les salles*, dit le docteur Roux, *de ces figures pâles et plombées ; elles restent au contraire rosées, et l'attitude des enfants est plus vive et plus gaie* ».

Si le *croup* a pu enlever encore un de nos jeunes étudiants tombé récemment au champ d'honneur, ses successeurs sont rassurés ; la toxine diphtérique a fait sa dernière victime.

Il suffit d'un coup d'œil sur le chemin parcouru pour voir ce que nous pouvons attendre des méthodes pastoriennes. C'est presque une médecine nouvelle que vont trouver nos étudiants.

Ils savent que la voie ouverte est féconde ; ils n'oublieront pas qu'elle est française.

S'il faut d'ailleurs, par une déplorable habitude, que nos productions aient passé la frontière pour trouver grâce devant nous, celle-ci a fait le tour du monde.

Mais nous ne craignons pas que nos gloires nationales soient jamais entamées ; la bonne terre de France enfante une jeunesse vaillante que n'arrête pas le labeur ni le danger glorieux, dans la paix comme à la guerre.

A. BUGUET.

ROUEN. — IMPRIMERIE J. LECERF.

www.ingramcontent.com/pod-product-compliance
Lightning Source LLC
Chambersburg PA
CBHW061559050726
47595CB00009B/3892